LE BONHEUR

PAR LE

RÉGIME ALIMENTAIRE

Noël FELAC

LE BONHEUR

PAR LE

RÉGIME ALIMENTAIRE

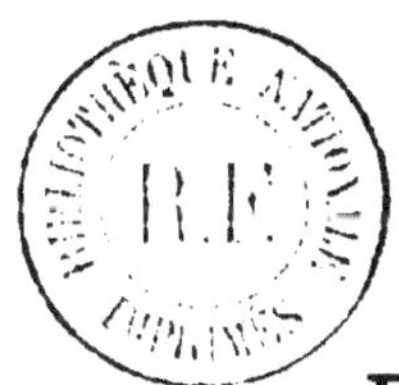

Prix : 1 franc.

PARIS

LOUIS LAMOUREUX, LIBRAIRE

41, AVENUE D'ORLÉANS, 41

—

Janvier 1895

Tous droits d'auteur réservés.

PRÉFACE

C'est poussé par un sentiment purement humain,
que j'ai entrepris de faire cette brochure. Elle n'a
qu'une prétention, celle de vouloir s'adresser au
bon sens. Je sais qu'en la publiant je vais m'attirer la haine irréfléchie d'un tas d'industriels et
de certaines gens qui, profitant des habitudes in-
vétérées et des préjugés passés à l'état de dogme,
vivent aux dépens de la santé du genre humain,
qu'ils atrophient, inconsciemment peut-être.

Mon but n'est point de leur faire la guerre ; cela
dépasserait mes forces : j'essayerai simplement
de communiquer à mes semblables un moyen qui
pourrait les rendre heureux en leur procurant la
santé. Je suppose que ceux-là même que cette
publication indisposerait à mon égard, me tien-
dront compte d'une si bonne intention. Du reste,
je les préviens que je ne chercherai nullement à me
défendre contre leurs attaques, et que je compte
plutôt sur le temps pour anéantir toute la force
de leur argumentation sophistique et intéressée.

Poussé par une force irrésistible, je viens moi
aussi payer mon tribut à la société. D'aucuns trou-

veront peut-être que ce tribut n'est qu'une chimère; mais ceux dont le raisonnement est encore sain et dépourvu de tout parti pris, ceux dont les actes sont éclairés par le bon sens, n'hésiteront pas, j'en suis sûr, à me lire avant de me juger. Je souhaite que ce petit travail, tout modeste qu'il est, contribue à rendre leur intérieur heureux en y faisant régner la santé.

LE BONHEUR

PAR LE

RÉGIME ALIMENTAIRE

Si l'homme se recueille un instant, son esprit reste tout étonné devant la fabrication de tant d'ingrédients, produits chimiques et pharmaceutiques, de tant de produits d'épicerie, nécessaires, ou, plus justement, imposés à l'existence humaine.

Cependant, pour vivre, l'homme a-t-il besoin de tout cela? Créé tout nu par la nature, doit-il pour subsister, se soumettre à tant d'exigences, enfants de la civilisation qui le rendent en quelque sorte esclave de ses besoins? Si la vie doit être si compliquée, autant vaudrait n'exister pas !

Rien qu'en réfléchissant sur les phénomènes qui se déroulent constamment devant nos yeux, on voit que la façon dont nous vivons est une convention des plus tracassières, des plus dénaturées et par conséquent des plus funestes. Contrairement à sa devise prétentieuse, l'homme semble vivre pour manger au lieu de manger pour vivre.

C'est justement ce désir immodéré pour le manger qui l'a poussé à fausser même ses sens et à introduire dans son organisme une quantité considérable de matières nuisibles à sa santé.

Il serait superflu et même fastidieux de dresser

ici une liste de tous les produits inutiles et par cela même nuisibles qui entrent dans l'alimentation actuelle de l'homme. Je me contenterai de signaler comme liqueurs alcooliques et fermentescibles, le rhum, le cognac, la bière, le vin, l'absinthe, le café, le thé, etc., etc., et en fait d'aliliments solides, la chair provenant des animaux tués, tels que bœuf, mouton, cheval, mulet, etc., et des cadavres, tels que poissons, gibier, mollusques, reptiles, etc., etc.

Mettant toute sensiblerie de côté, on ne peut s'empêcher de constater que l'homme, à force de croire à l'indispensabilité absolue de la chair des animaux pour son existence, a laissé s'émousser ses sens et ses bons instincts pour sacrifier chaque jour à ses appétits sanguinaires la vie d'une foule d'êtres qui lui rendent de réels services. La nature cependant, dans sa souveraine et implacable justice, ne manque pas, tôt ou tard, de prendre vengeance pour toutes ces hécatombes, en condamnant l'homme à une foule de maladies provenant presque toutes de l'usage de la viande.

C'est la viande, en effet, qui, sous quelque forme qu'on la mange, est tantôt la cause directe et tantôt la cause indirecte d'une quantité effrayante d'affections morbides ; c'est à son usage aussi que l'humanité souffrante doit attribuer tous ses malheurs et que la société doit ses plaies.

La viande, dont l'usage est en contradiction flagrante avec les besoins de notre organisme, est un aliment qui ne se digère pas facilement, ni entièrement. Les éléments impropres qu'elle contient sont entraînés par le sang et forment dans les diverses parties du corps des dépôts inutiles et gênants. Ces dépôts, par suite d'une variation de température quelconque, ou d'une forte émotion, entrent en fermentation et occasionnent, par leur mouvement ascendant et descendant, une pression contre les divers organes qui se trouvent sur leur passage et qui sont, par ce fait même, gênés dans leur fonctionnement.

Ces pressions, se répétant d'une façon continue, finissent par ravager l'organe sur lequel elles s'exercent et par le rendre tout à fait impropre aux fonctions que la nature lui a assignées. L'harmonie vitale étant de la sorte détruite, la mort ne peut tarder à venir.

De ces organes le premier éprouvé est naturellement l'estomac. Aussi est-il à remarquer que toute indisposition en général entraîne avec elle une irrégularité dans les évacuations du corps. Devant triturer un aliment qui par sa nature même est indigeste, l'estomac se fatigue outre mesure, et est obligé, en quelque sorte, d'appeler à son aide des liquides qui, stimulant ses contractions, l'aideront à se débarrasser de l'hôte incommode qui lui a été imposé.

Mais ces mouvements, provoqués et répétés constamment, finissent par l'user et le mettre sous peu dans l'impossibilité de produire une bonne digestion. En outre, tous ces liquides, plus ou moins forts, appelés à son secours, ne s'en vont pas sans laisser de tristes traces de leur passage par le canal digestif. Ils sortent de l'estomac sans être digérés et pénètrent dans le sang où ils ne tardent pas à occasionner mille troubles, grâce aux éléments nuisibles qui entrent dans leur composition.

C'est ainsi que l'on ne compte plus les victimes de l'alcoolisme. Anémie, aliénation mentale et une foule d'autres maladies, désignées sous le nom de de maladies nerveuses, sont les dons des liqueurs fortes et de certains produits échauffants, tels que café, thé, etc.

C'est plutôt pour donner au lecteur une idée de la cause des maladies que j'ai cru devoir m'étendre sur le passage qu'on vient de lire et non pour lui faire un cours de médecine. Mon dessein, ainsi qu'il a dû s'apercevoir, est de tirer du régime alimentaire actuel les conséquences désastreuses pour l'humanité, et d'amener celle-ci à un régime plus conforme à la nature.

La viande à elle seule n'aurait certainement pas produit tant de mal ; mais quand on se nourrit de viande, il est difficile de ne pas se payer de temps en temps un petit coup de vin ou une chope de bière, histoire de se rafraîchir (ces ingurgitations continuelles produisent un effet tout à fait contraire). En outre, ce serait vraiment manquer d'égards envers Master Gaster que de ne pas le gratifier d'un ou de deux verres d'absinthe ou d'un apéritif quelconque, avant le dîner, pour le mettre en train. Ceci prouve déjà que l'estomac est malade et qu'il a besoin d'un excitant pour fonctionner.

Le mal encore ne serait pas grand si on s'en tenait là ; mais qui a bu boira, et un petit coup de vin en appelle un autre, une chope de bière vous invite à avaler tout un litre. Et, après qu'on a si bien mangé et si bien bu et qu'on sent son estomac appesanti, les bouffées de la fumée du tabac, se joignant aux fumées de la boisson, enveloppent votre cerveau d'un voile à travers lequel le monde apparaît sous des couleurs plus ou moins gaies, plus ou moins noires, selon le tempérament. Dès ce moment, l'homme n'est plus maître de sa volonté ; et, faible jouet de ses instincts, il volera et tuera, s'il est envieux, ou se suicidera, s'il est fier. Dans les deux cas, il sera un objet de trouble dans la société.

Tout le monde ne boit pas, répliquera-t-on ! Erreur ! Tout le monde boit ; la différence est entre le plus et le moins, et ceux qui s'abstiennent complètement de la boisson, sont ceux-là peut-être qui vivent le plus longtemps et le plus sainement, sainement physiquement comme moralement.

On frémit à la lecture des crimes qui se commettent journellement, et les nombreux faits divers, qui remplissent les colonnes des journaux, sont là pour montrer jusqu'à quel point est large la plaie saignante de la société.

Mettre un terme à l'alcoolisme par des mots et de la morale, c'est vouloir arrêter les flots de l'océan par une digue ajourée. L'expérience a malheureusement démontré que l'alcoolisme va en augmentant avec les progrès de la civilisation, ce qui prouve qu'il est un fruit de la civilisation ou plutôt du raffinement dans notre façon de vivre. Aussi le meilleur moyen pour arrêter le mal, c'est de réformer notre mode de vie ; car l'homme, très souvent, inconscient de la dévastation qu'il apporte dans son corps, abîme non seulement sa propre santé, mais malheureusement aussi celle de sa progéniture : que de maux, que de crimes qui doivent être mis sur le compte de l'hérédité !

Une àme saine dans un corps sain, disaient les anciens. Rien de plus vrai ! Donnez à l'homme une bonne santé et vous verrez comme les bons sentiments viendront aussi avec.

Qu'est-ce qu'une bonne santé ? D'une façon générale, on est persuadé que l'individu aux joues pleines et rebondies, à la bedaine proéminente, au cou formant des bourrelets, est bien l'heureux mortel en possession de la santé. L'heureux mortel interrogé, vous répondra que ses digestions sont lentes, ses évacuations laborieuses et souvent douloureuses, son sommeil agité ; que des douleurs rhumatismales le font geindre parfois, entre autres les migraines ; mais, qu'au reste, il a une excellente santé.

Lui survient-il la moindre infirmité, vous ne le reconnaîtrez plus, tant il est changé ! C'est qu'en effet, les personnes de constitution plus ou moins forte sont les plus exposées aux maladies par le fait même qu'elles ont dans leur corps des matières inutiles, qui, à la suite des variations de la température, ne manquent pas d'entrer en fermentation. Aussi le meilleur conseil à donner à ces gens, c'est de les engager à se débarrasser de cette graisse incommode et nuisible, cause d'une mort foudroyante.

Hier encore, vous avez rencontré votre ami un tel que vous croyiez bien portant, et vous êtes tout étonné aujourd'hui d'apprendre qu'il a cessé de vivre. Vous vous perdez d'abord en conjectures sur sa fin prématurée, et vous paraissez suffisamment renseigné, comme aussi entièrement résigné, lorsque le médecin vous déclare sentencieusement que votre ami est mort à la suite d'une congestion. Le mot *congestion* vous semble tellement clair par lui-même, que vous ne cherchez pas à demander de plus amples explications.

Mais cette congestion d'où provient-elle? qu'est-elle? comment l'éviter? Mystère! et la foule ignorante croit en effet que c'est un mystère.

Une épidémie survient, et les plus éprouvés justement sont ceux qui ont l'air d'être bien portants ; tandis que ceux qui, par nécessité ou par raison, mènent une vie sobre, et, sans qu'ils s'en rendent compte, plus conforme à la nature, sont tout étonnés de se voir épargnés. On oublie qu'il n'y a pas de cause sans effet et que tout dans ce monde dépend d'une suite de phénomènes tous naturels et parfaitement à la portée de l'intelligence humaine.

Si les gros et les gras, en général, sont des

candidats à la maladie, les trop maigres ne le sont pas moins : car ces deux extrèmes sont le résultat d'une même cause : mauvaise digestion. J'ai connu un individu, maigre comme un squelette, et qui cependant, pour me servir d'une expression vulgaire, mangeait et buvait comme quatre. Cet individu souffrait constamment de maux de têtes et de douleurs au dos, et, à l'âge de 20 ans, fut atteint d'aliénation mentale. Cela paraissait étrange, mais cela devait être ainsi.

Celui qui jouit d'une bonne santé ne doit pas sentir qu'il a un estomac, des intestins, un cœur, des poumons : tous ces organes doivent accomplir leur tâche à son insu, pour ainsi dire, et sans jamais occasionner au corps le moindre malaise.

Pour avoir une bonne santé, il suffit de vivre sainement, c'est-à-dire conformément aux lois de la nature. Notre organisme n'est pas fait pour vivre de viande et de tous ces êtres plus ou moins nauséabonds qui ne font que pourrir le corps. La conformation de notre dentition, la forme de notre estomac, la longueur de nos intestins, nos sens même, tout indique que nous sommes des frugivores et point des carnivores. Vous avez bien envie de mordre à même dans une pèche veloutée ou dans une pomme à l'arôme enivrant, et je ne suppose pas que la même envie vous prend à la vue des gigots accrochés à la devanture d'une boucherie ou des caillots de sang qui y sont exposés. C'est probable même que les odeurs qui s'en dégagent vous obligent quelquefois à vous boucher les narines.

Ce qui prouve encore la vérité de ce que j'avance, c'est que la généralité des femmes, pendant les premiers mois de leur grossesse, ont une horreur marquée pour tout ce qui est viande ou conserve ; elles se jettent de préférence sur les fruits et les légumes. Malheureusement on ne les laisse pas obéir à leur instinct, et on leur prescrit justement les choses les plus contraires à la nature : des côtelettes saignantes, du vin. de la bière. Résultat : couches difficiles, souvent même forcées et parfois malheureusement suivies de mort !

Eh bien ! femmes, si vous voulez vous épargner les douleurs de l'enfantement et toutes les conséquences désastreuses qui en découlent pour vous, ainsi que pour l'être qui sortira de vos entrailles, car il n'est pas possible que vous ne vous en ressentiez toute votre vie, abandonnez un régime qui n'a que trop duré pour le malheur de l'humanité et n'hésitez pas à embrasser le vrai, le bon, le régime naturel. Je vous prédis qu'au bout de trois mois de ce régime, vous vous porterez beaucoup mieux, et si l'envie vous prend de devenir mères, votre délivrance s'effectuera avec une facilité qui vous étonnera vous-mêmes, tout en donnant à votre pays des êtres forts et robustes, qui ont plus de chance de devenir un jour d'excellents citoyens.

Si des siècles d'atavisme ne pesaient déjà sur

notre malheureuse humanité, je vous certifierais des couches nullement douloureuses. Néanmoins, si ce n'est pas là le cas, il est de votre devoir, ô mères, de faire tout ce qui dépend de vous pour atténuer ces douleurs, afin que l'être auquel vous donnez le jour vienne au monde dans un parfait état de santé et qu'il n'ait pas plus tard, sous le coup de ses souffrances, à maudire le jour où il est né. Si vous vous portez bien, lui aussi se portera bien, et si vous cherchez à vous épargner les douleurs dont je parle, vous lui épargnerez du même coup la répercussion de ces douleurs dans son frêle organisme.

La légende qui fait vivre Adam et Eve dans un verger est parfaitement vraie : et si l'homme, mieux inspiré, se nourrissait spécialement de fruits et des produits de la terre, tels que céréales, légumes, il vivrait sans douleurs et aussi longtemps peut-être que notre père Adam. Bien entendu que cette longévité n'est plus possible aujourd'hui, notre corps ayant, dans sa texture, un héritage des plus funestes, par suite du régime erroné suivi par nos ancêtres. Mais il est incontestable que le régime rafraîchissant des fruits, légumes et céréales, tout en assurant à l'homme une vie sans maladies et sans souffrances, contribuera à la prolonger de plusieurs années.

On a souvent objecté que le végétarisme débilite le corps et l'amène infailliblement à la prostration complète.

Je réponds que s'il se nourrit exclusivement de

légumes, tels que laitue, choux, épinards, l'homme
ne pourra vivre ni longtemps, ni bien ; mais si, en
dehors de ces légumes, il fait plus souvent usage
de pois, de lentilles, de fèves, de haricots, etc., il
vivra très sainement et longtemps. Ces légumes,
par le fait même qu'ils contiennent plus d'azote
que la viande et qu'ils sont très digestibles, don-
nent non seulement de la force au corps, mais
aussi le maintiennent dans un état propre à sup-
porter sans inconvénient toutes les variations de
température.

L'homme étant essentiellement frugivore, une
pomme ou une poire à chaque demi-heure de la
journée suffirait pour le restaurer entièrement. Il
y a même certains fruits dont une quantité moindre produirait le même effet.

Malheureusement les complications apportées
par le genre de vie qu'on est obligé de mener, les
habitudes reçues, la rareté relative des fruits, et
par contre l'abondance des restaurants et des dé-
bits de vins, l'absurdité qui consiste à trouver
étrange qu'un employé se mette à manger une
pomme ou une poire, au lieu de rouler sa cigarette
et de la fumer, voilà autant de raisons qui plai-
dent contre le régime des frugivores.

Cependant j'engagerais fortement les personnes
qui sont au-dessus de tous ces préjugés et qui ne
dédaignent pas de faire un essai, de prendre le
matin, pendant une semaine au moins, du pain
naturel avec des fruits secs ou frais, de préférence
frais, ou avec du lait naturel et froid. (Les fruits

sont plus recommandables que le lait, surtout dans les grandes villes où il est presque impossible d'avoir du lait dépourvu de tout mélange et provenant d'une vache saine.) Je leur promets qu'ils trouveront dans ce repas un déjeuner des plus exquis et des plus réconfortants tout en n'employant qu'une quantité de pain moindre que celle qu'ils ont l'habitude de consommer d'ordinaire avec le café au lait traditionnel.

On entend par pain naturel le pain fabriqué avec la farine contenant tous les éléments du grain de blé non décortiqué. Cette farine pétrie avec de l'eau froide, sans sel et sans levain, donne un pain excellent comme goût, comme arôme, tout en étant très digestible et très rafraîchissant. En outre, il nourrit, tandis que le pain blanc dont on fait usage flatte la vue seulement.

Un ouvrier, exécutant les travaux les plus pénibles, et ne mangeant qu'une livre du pain en question avec 2 ou 3 pommes, pourrait rester 8 heures entières sans sentir le besoin de prendre d'autres aliments, et, ce qui est mieux, sans sentir le besoin de fumer ni de faire visite chez le marchand de vin d'à-côté (1).

Il n'est pas cependant donné à tout le monde de se payer des fruits et cela malheureusement parce qu'on néglige les produits de la terre pour s'adonner à la fabrication d'un tas de produits pro-

(1) A Paris, je ne connais qu'une seule boulangerie réussissant parfaitement bien dans la fabrication du pain naturel, c'est la boulangerie Troussel, 226, rue Saint-Denis.

pres tout au plus à affaiblir le genre humain.
C'est pourquoi je n'hésite pas à proclamer haute-
ment les précieuses qualités du blé au point de
vue de la nutrition. C'est, je puis le dire, l'aliment
par excellence et, à lui seul, il peut suffire à
l'existence de l'homme. On peut vivre et très bien
vivre en ne mangeant que du blé bouilli, matin,
midi et soir. Telle quantité de blé est suffisante
pour nourrir l'homme toute une journée.

A ceux qui objecteront, avant de l'avoir essayé,
qu'un pareil régime est des plus monotones et par
conséquent désagréable, je leur dirai d'essayer
d'abord. Ils seront tout étonnés de ne pouvoir après
se passer d'un pareil aliment, surtout s'ils ont soin
d'ajouter au blé, qui a déjà bouilli, un quart de litre
do lait frais, naturel, à chaque repas. Ils verront
qu'aucune nourriture n'est plus agréable, plus ra-
fraîchissante ni plus réconfortante. (1)

Grâce à ce régime, on ne sent plus le besoin ni
de fumer, ni d'avaler un tas de liqueurs. L'eau
même, qui, prise à l'état naturel, est toujours pré-
férable au meilleur vin, malgré l'opinion contraire
de certains, sera rarement l'objet de votre désir.
Le blé, en bouillant, aura absorbé suffisamment
d'eau. Cela ne veut pas dire que vous n'ayez pas
recours à l'eau toutes les fois que vous aurez soif ;
mais, tout en étant prévenus que cette soif se fera
sentir rarement dans les premiers jours, vous

(1) Le blé bouilli et pris sans lait est aussi très savoureux ;
il devient délicieux si on l'arrose du jus d'une ou deux
oranges.

vous étonnerez dans la suite de ce que vous n'éprouverez nullement le besoin de prendre de l'eau. Dans tous les cas, abstenez-vous-en pendant les repas ; une heure avant ou une heure après, quelques gorgées d'eau pourraient vous faire du bien, tandis qu'au milieu du repas, elles empêcheraient la digestion de se faire normalement.

Voilà, travailleurs, le régime qui vous convient. Si vous le suivez, vous aurez le bonheur inappréciable d'être toujours sûrs de bien vous porter. C'est alors que vous aurez la véritable indépendance, puisque vous ne serez plus esclave de vos besoins, et c'est alors que, cessant d'envier les riches, que vous appeliez les heureux du monde, vous serez enviés par eux : car vous aurez ce trésor inestimable qui s'appelle la santé, tandis qu'eux ne possèdent que celui qui est bien souvent la cause de la ruine de leur corps.

Quand, le soir en rentrant chez lui, l'ouvrier verra toute sa famille bien portante et par suite bien gaie, il oubliera sa fatigue du jour pour s'abandonner entièrement à la joie de vivre avec les siens. Ses enfants ne lui seront plus à charge et sa femme, qui, par le fait même d'une vie si facile et relativement peu coûteuse, pourra s'occuper entièrement de l'éducation de ses enfants et de la propreté de son intérieur, ne sera plus pour lui un objet dont on cherche à se débarrasser. Alors, l'ouvrier, abandonnant pour toujours ses idées subversives, s'étonnera du faux chemin suivi jusque-là par la société et verra la possibilité d'une ère de paix et de calme permettant à l'esprit individuel de prendre son essor vers des idées généreuses, productives et dignes de l'humanité.

La nature, par une attention toute maternelle, a fait pousser les céréales et surtout le blé dans presque toutes les zones et sous tous les climats. Ce seul fait aurait dû être une indication pour l'homme sur la vie qu'il devrait mener. Mieux avisées que nous, certaines tribus de Bédouins ne vivent que du pain, préparé ainsi que je l'ai indiqué plus haut, et du lait de leurs troupeaux : Le blé, broyé entre deux meules, et pétri sommairement avec de l'eau froide, sans sel, est cuit dans un four des plus primitifs. Le pain une fois fait, ils le réduisent en petits morceaux qu'ils jettent dans un grand baquet contenant du lait fraîchement trait et d'où chaque membre de la famille prend la quantité qu'il lui faut. Grâce à ce repas des plus frugaux, ils restent douze heures entières sans manger autre chose. Aussi ont-ils une constitution des plus robustes, des traits très fins, supportent très facilement les intempéries de l'air, n'ont jamais de calvitie ni de maux de dents, et ne savent même pas ce que c'est qu'un médecin.

Ces gens, répliquera-t-on, respirent un air toujours pur. Ma foi ! je crois qu'il ne tient qu'à vous d'en faire autant, toutes les fois que vous le pourrez, et vous le pourrez souvent. Au lieu de vivre portes et fenêtres fermées et calfeutrées, laissez à l'air libre entrée dans votre chambre, jour et nuit et par n'importe quel temps.

Vous pouvez être certain que l'air pur que vous respirez tout en dormant ne pourra vous faire que du bien. Y a-t-il quelque chose de plus inconséquent que de connaître la nature vicieuse de l'air que nous expirons et de nous condamner de gaîté de cœur à le respirer tout de même! On pourra alléguer que si on dort dans une pièce dont le volume d'air pur est suffisant (ce qui est rarement le cas), pour alimenter le sang pendant la durée du sommeil, il n'y a plus de nécessité de laisser la fenêtre ouverte.

Avancer un pareil argument, c'est vouloir soutenir que, si dans un verre plein d'eau, on met une très minime quantité de poison, la goutte d'eau qui aura été immédiatement en contact avec ce poison sera seule dangereuse et que le reste du liquide pourra être bu impunément! Assurément non. Il en est de même de l'air contenu dans une chambre sans issue : l'haleine que nous exhalons en dormant, et qui est aussi un poison, se répand par toute la chambre et en vicie tout l'air; ce qui fait que cet air, ne se renouvelant pas, n'est plus aussi pur qu'avant, et qu'au fur et à mesure que nous le respirons, il perd de ses qualités vivifiantes. Ne vous étonnez donc pas si, le matin, vous vous levez la tête lourde, la bouche pâteuse, et, soit dit en passant, l'humeur à l'envers.

Un autre élément non moins indispensable que l'air, c'est l'eau. Cet élément naturel que les médecins semblent tant mépriser aujourd'hui, qu'on accuse d'engendrer tant de maladies, est cependant le liquide qui mérite le plus d'égards de notre part. C'est l'eau qui donne au corps certains sels indispensables et c'est elle qui, s'infiltrant dans le tissu des plantes qui servent à notre nourriture, rafraîchit notre organisme.

On l'accuse d'être le véhicule d'un grand nombre de maladies, le rendez-vous d'un tas de microbes portant des noms plus ou moins baroques et imposants.

Je ne disconviens pas qu'une foule d'êtres grouillent dans l'eau même la plus pure, dût-on faire bouillir cette eau préalablement. Quel est le liquide qui ne soit l'asile de tout un monde d'infiniment petits? Le vin, répondra-t-on. Eh bien! le vin que vous buvez, est la plupart des fois mouillé. et, par conséquent, complice de l'eau. En supposant que sa provenance naturelle et pure soit incontestable, par le fait même qu'il a dû fermenter, il faut inévitablement qu'il renferme les fameux microbes! L'essentiel est donc de n'avoir pas un terrain favorable au développement de ces microbes. Tout le temps que vous vous nourrirez de viandes préparées aux sauces traîtresses, de poissons, de mollusques, etc., vous pouvez être sûrs que vous aurez aussi la visite des maladies qui font geindre l'humanité : la goutte, les rhumatismes, les divers cancers, etc. (la liste serait interminable), malgré la précaution de n'introduire que des liquides prétendus dépourvus de microbes. Sont très nombreux les gens qui ne font usage que de vin pur; sont ils pour cela indemnes de maladies? Au contraire les notes de pharmaciens et de médecins pleuvent sur leur tête.

Loin de moi l'intention de vouloir faire la guerre aux pharmaciens ni aux médecins ; j'ai toujours eu pour principe de les ménager. Mon but est d'éclairer ceux qui ont trop souffert et qui ont inutilement demandé à l'homme de l'art un apaisement à leurs maux. Du reste, je me hâte d'ajouter, ce serait téméraire de ma part de prétendre que le régime dont il est question fera disparaître immédiatement tout genre de maladies ; mais je n'hésite pas à soutenir qu'il contribuera certainement à atténuer la force du mal, sans affaiblir l'organisme et tout en lui évitant ces crises violentes qui, dans la plupart des cas, sont les précurseurs du dénouement fatal.

Cependant, pour celui qui *tiendrait* à purifier son corps de tout élément morbifique (car quoi qu'on dise, la santé est la chose dont l'homme se préoccupe le moins), je ne saurai trop lui recommander l'ouvrage de M. Louis Kuhne : « *La nouvelle science de guérir sans médicaments et sans opérations.* »

Cet ouvrage, fruit d'une longue expérience et à la portée de tout le monde, montre d'une façon claire et convaincante, comment toutes les maladies n'ont qu'une seule et même origine (l'existence des matières étrangères dans le corps) et comment elles peuvent être combattues par un traitement unique qui opère l'élimination totale des matières étrangères qui encombrent le corps.

De la sorte, en faisant disparaître la cause du mal, l'effet cesse de se faire sentir.

C'est à la méthode en question, je suis heureux de le reconnaître, que je dois ma santé et celle des miens; aussi est-ce grâce à elle que nous pouvons nous dire aujourd'hui à l'abri de toute maladie.

Le même ouvrage vous recommandera surtout de profiter de l'air pur. J'ai déjà eu l'occasion d'attirer toute votre attention sur l'importance de l'inspiration d'un air privé de tout élément vicié. On ne saurait trop le répéter : sans un air pur, point de bonne santé. Ce n'est point cette atmosphère puante de la plupart des cafés et autres lieux analogues qu'il vous faut; celle-là est tout bonnement propre à empoisonner le sang. C'est dans les champs que vous trouverez cet air bienfaisant; aussi, toutes les fois que vous le pourrez, profitez-en.

De même que l'air pur est nécessaire à l'homme il l'est également aux bêtes. Il est entendu que les bêtes, je parle des bêtes domestiques, ne valent pas la peine qu'on s'en occupe : c'est du moins l'avis de plusieurs. L'homme les plaint quelquefois et il croit que c'est assez. Inutile par conséquent de chercher à montrer toute l'ingratitude dont elles sont victimes.

Cependant, puisque l'homme en général n'agit que sous l'aiguillon de l'intérêt, on s'étonne à bon droit que ses soins ne se portent d'une façon particulière et plus intelligente sur les vaches laitières, animaux si utiles ! On ne peut que déplorer la détestable habitude, dans certaines vacheries des grandes villes, de tenir les vaches constamment enfermées dans l'étable. Je n'ignore pas que c'est dans un but spéculatif qu'on impose à ces pauvres animaux une espèce de prison perpétuelle jusqu'au jour où ils seront conduits à l'abattoir : les vaches, ainsi claquemurées, engraissent à vue d'œil et, par suite, acquièrent plus de valeur. Mais leur lait n'est plus ni aussi nourrissant, ni aussi agréable, ni, et c'est le point qui nous préoccupe le plus en ce moment, aussi sain que celui des vaches qui broutent librement l'herbe des champs.

Le lait, étant un aliment des plus répandus, devrait être l'objet d'une constante préoccupation de la part de qui de droit. Non seulement on devrait, par une vigilance continuelle et des punitions sévères, en empêcher la falsification, mais aussi, forcer les propriétaires de vacheries à laisser leurs bêtes en plein champ, au moins pendant la journée. De la sorte, notre santé, ainsi que celle de ces pauvres animaux y trouverait son compte. C'est assez que nous les obligions à nous être si utiles pour une botte de foin qu'il leur serait si facile de remplacer par l'herbe bonne et tendre des champs ; ne les condamnons pas au supplice de vivre dans l'atmosphère puante des étables. Les animaux aiment ardemment le plein air ; aussi quelle n'est pas leur joie lorsque, se sentant en liberté, leurs yeux peuvent admirer les splendeurs de la nature, et leurs narines humer avec délices l'air ambiant tout imprégné d'effluves vivifiants.

Ce jour-là, leur regard, plein de tristesse auparavant, semble reluire de joie. Les malheureux, dans leur naïveté, croient que l'homme a fini par comprendre le mutisme de leurs souffrances ; et, pleins de contentement et de confiance, ils se laissent mener sans aucune résistance vers le lieu où les attend le couteau du boucher.

C'est là que, dans les affres de l'agonie, ils sentent toute l'ingratitude de l'homme, et que leur regard, exprimant le paroxysme de la douleur. conserve, malgré les voiles de la mort. une fixité étrange pleine de menaces pour le genre humain.

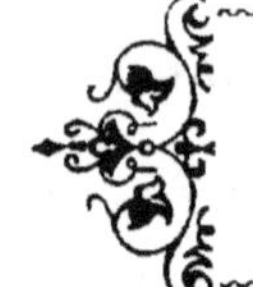PARIS *Imprimeur*
LOUIS LAMOUREUX, LIBRAIRE
41, Avenue d'Orléans.